脑肿瘤显微手术前

训练方法与视频示教

Getting Ready for Brain Tumor Surgery

原　著　德国杜塞尔多夫大学医院神经外科学部
　　　　医学博士、教授
　　　　Michael Sabel

主　审　陈立华

主　译　张洪钿　张　良

科学出版社

北　京

图字：01-2019-4831 号

内 容 简 介

本书是德国杜塞尔多夫大学医院神经外科学部医学博士教授Michael Sabel为刚刚进入神经外科的年轻医师编写的一本训练手册。全书短小精悍，实用性极强，分6大步骤简明扼要地讲述了作为一名神经外科医师在完成颅脑显微手术之前应该如何制订可视化的训练步骤、练习开颅术、学习显微镜下的操作技巧、掌握在有脑回组织的模型上练习切开软脑膜的技术、进行脑部人造物质的操作训练及怎样在鸡翅模型上开展微创手术等内容，并配有相关视频操作示教。为神经外科医师手术前训练并掌握颅脑肿瘤手术指明了路径和实践方法，对年轻医师打好手术基本功有重大帮助，值得推荐给国内广大同行在进行专业训练中学习借鉴。

本书可供神经外科专业医师、研究生、实习医师及相关从业人员与相关医院培训使用。

图书在版编目（CIP）数据

脑肿瘤显微手术前的训练方法与视频示教 /（德）迈克尔·萨贝尔著；张洪钿，张良主译. -- 北京：科学出版社，2020.1
书名原文：Getting Ready for Brain Tumor Surgery
ISBN 978-7-03-063119-0

Ⅰ. ①脑… Ⅱ. ①迈… ②张… ③张… Ⅲ. ①脑肿瘤—显微外科学 Ⅳ. ① R739.41

中国版本图书馆 CIP 数据核字（2019）第 243907 号

责任编辑：徐卓立 / 责任校对：张林红
责任印制：赵 博 / 封面设计：吴朝洪

科学出版社 出版

北京东黄城根北街 16 号
邮政编码：100717
http://www.sciencep.com

三河市春园印刷有限公司印刷
科学出版社发行 各地新华书店经销

*

2020 年 1 月第 一 版 开本：850×1168 1/32
2020 年 1 月第一次印刷 印张：2 1/2
字数：52 000
定价：36.00 元
（如有印装质量问题，我社负责调换）

本书教学视频示教部分可通过下列途径观看：

电脑观看：请按照后页所示的链接网址下载观看

手机观看：扫描文中视频编号图片旁的二维码观看

视频目录及相关链接

胡林旺　湖南省人民医院

姚安会　中国人民解放军总医院第一医学中心

高志波　阜阳市人民医院

唐　杰　凉山彝族自治州第一人民医院

曹　毅　四川大学华西医院

章建飞　宁波大学医学院附属医院

韩永全　山西医科大学第一医院

谭林琼　澳门科技大学医院

写在神经肿瘤显微手术训练之前

今天，神经外科的发展已从显微外科时代进入精准神经外科时代，仅仅能够顺利切除颅内病变已不能满足病患们对回归社会生活和提高生活质量的需求。准确、轻巧、迅速和安全是每一个神经外科医师毕生手术操作中所追求的境界。这些基本的理念应该贯穿到神经外科教育工作的始终。发达国家包括欧美和日本，对神经外科医学生以及医师的培养都特别重视，有规范的培训教材，培训制度和体系，而我国才刚刚起步，缺乏教程和完善的适应中国国情的规范化培训制度。

神经外科工作是世界上最复杂和最精细的工作之一。对于医学生和刚入行的年轻医师来说，转变为真正的神经外科临床医生之前，暂时还享受不到这一职业所带来的那些美好和快乐，更多的可能是紧张、局促和不安，因为他们还没有对未来的职业做好充分的准备。对于中国广大基层医院工作的神经外科医生来说，由于得到正规训练场所和规范化指导的机会不多，因此没有足够的信心参加肿瘤的显微神经外科手术；甚至一些基层的高年资神经外科医师还没来得及真正进入显微手术的精彩世界就到了退休年龄，不得不终止职业生涯，这实在是一种遗憾。而对于众多三甲医院的年轻主治医师和住院医师来说，一方面极为渴望提高手术技术，一方面因为国内的培训制度不够完善，没有专门针对从业者最基本的技能训练，包括没有合适的教程和场地条件，或者老师在术中讲解的不够翔实到位，致使一部分已经主刀实施手术的医师至今仍不会正确使用显微镜，不会正确使用头架，或者不会正确实施显微外科手术，如不能熟练地完成软膜下切除脑回、准确地做好血管吻合等，然而这些技能恰恰是我们实施复杂神经外科手术的基础。

美国著名的"成功学家"罗曼·文森特·皮尔有一句名言："态度决定高度，细节决定成败"。要想创造优质的手术，除了认真的态度外还有许多细节需要把握，从切口设计、体位摆放、手术入路、开颅、颅内操作到伤口缝合的每一个过程都体现着这些细节。如果即将从事显微神经外科的医师们在患者身上实施操作之前就能在实验室利用简单的设备和器械模拟临床真实场景进行训练，对基本器械和设备的使用、开颅过程及显微操作过程有较为深刻的认识，那么不难想象这将会对他们技术水平的进一步提高打下多么良好的基础。实际上这样做的结果既能让医师们很快上手，也会让带教老师的工作量减少且能增加手术操作的安全性。

有些医师可能认为：在临床上直接获得的经验岂不是更好？这是一种不负责任的态度。因为我们面对的是人，从事的是关乎生命的崇高工作，完全依靠在患者的手术中积累经验有悖伦理和人性。人们会问，为什么要在患者身上训练提高医师们不熟练的操作技能？为什么要在患者头上进行软膜下分离操作练习而不是在尸体头上呢？技术不过关或细节上有缺憾怎么能允许上手术台给患者做手术？……我们很难回答。

目前，随着我国专科医师规范化培训制度的不断完善和对医疗安全的重视，模拟临床真实场景对年轻医师进行规范化的培训已经势在必行。笔者曾经在德国法兰克福和汉诺威有过较长时间的学习经历，对德国人严谨细致和高效简洁的工作作风留下深刻印象。我们之所以选择了德国 Thieme 出版社的这本小册子介绍给中国的神经外科医师们，就是看中了它短小精悍的篇幅、简便易行的训练方法、实用性很强的内容，还有形象的视频示教，完全可以帮助到很多年轻的、基层工作和渴望下功夫提高神经外科技能的医师。书中的方法我们日常均可以模仿，通过日积月累，迅速打牢自己的基本功，提高自身技能水平，同时对未来我国如何利用一些最简单的工具和设备，模拟临床场景，开展神经外科医师规范化的培养起到一个很好的借鉴作用。

我想，本书所教授的脑肿瘤显微手术前所使用的训练方法与技巧简单实用，很容易上手。这种训练方法和手段一方面值得我国神经外科同行深思和效仿，另一方面对其他手术外科也不啻是一种启发，相信大家完全可以按图索骥，逐步摸索创造出一套适合各自领域的训练方法来。

书中的不足之处欢迎大家批评指正。

张洪钿

四川省人民医院神经外科

Carl和Max，我为有你们而感到骄傲

这是我当住院医师的时候迫切需要的一本书。

当你即将要跨入这个世界上最复杂的一种职业，学习相关操作时大多会因心中无数而惊慌失措。记得当我第一次用刀切皮或钻颅时，自我感觉是那么的没有信心；由于缺乏信心，操作时也缩手缩脚起来，这让我不能尽情享受这个世界上最迷人的职业——神经外科所带来的快乐。如果那时有人将手术前应该做的准备，就像准备一顿简单的晚餐那样一一展示给我看并接受集中培训，那结果肯定会好很多。如果能那样我会更轻松地学会相关技巧，住院医师的培训成效也会更显著，患者当然也会有更好的感受。我认为，厨房里简单机械的手工任务与手术室的术中操作之间的区别关键是准备晚餐时所完成的所有步骤都是在轻松的环境下进行的，备餐者积累了多年的切、削等基本功训练；而手术室的工作对你来说却是初来乍到，工作不熟悉，人又十分紧张……这就要求参加手术的人手术前应制订一个明确的训练方案：那就是在一个错了也不会造成伤害的安全环境中先行熟悉基本的操作。如果不这样事先做好准备就上手术台，那随之的操作必然涉及一个重要的伦理问题，即我们怎么能在患者身上训练我们不完美的操作技能呢？为什么不在尸体的头颅上练好了再在患者身上进行软脑膜下分离操作呢？还有你必不可少会遇到初次在术中使用显微镜因不熟练而导致手术延迟和手术进程减慢的尴尬经历。

　　这本书通过一些简单、有效的训练，希望有助于避免或改善上述这些问题。您将看到通过一个看起来微不足道的训练方式，就能让你为实施脑肿瘤手术培训出重要的基本技能。

Michael Sabel

医学博士　教授

德国杜塞尔多夫大学医院神经外科学部

我要感谢在《脑肿瘤显微手术前训练方法与视频示教》编写中给予意见的所有参与者。关于如何在脑肿瘤显微手术前完成实验室里的方法与技巧训练课程，你们所反馈的信息给了我很多帮助。感谢在杜塞尔多夫大学医院神经外科规范化培训的住院医师和Johannes Knipps，感谢你们提供的技术支持。特别感谢我们神经外科学部的主席——H.J.Steiger教授，感谢您的大力支持和鼓励。还非常感谢Marion Rapp博士（PhD，MD）和 Marcel Kamp博士（MD）的支持，你们是我最好的同事。

目 录

引 言

Introduction

要想成为一名神经外科医师，必须具备许多必要的技能，这只有在长期的训练过程中通过经验积累才能熟练掌握。然而，许多必不可少的基本实践技巧是可以通过系统化的教育和集中培训来快速掌握并熟练化的。这本书就是力求为年轻的神经外科医师提供一整套基本的练习方案，通过实施这些方案，有助于一步步提高操作技巧、组织的处理能力并获得自信。在这些练习方案中，不需要专用的、昂贵的设备和不实用的实验室。用椰子、鸡翅、甜椒、琼脂、记号笔就足够了，最重要的还是年轻医师要积极主动地反复练习。多数的练习只需要训练者去一趟购物店，而不一定非得到手术室（OR）去完成。

医院的废弃物品都可以拿来作为训练工具：如磨损的器械、废弃的缝线、棉片等。至于手术显微镜、Mayfield头架或电钻周末通常都不使用，可以借来用一下（国情不同，请酌情考虑。——译者注）。不需要专门设立实验室，每项训练（原则上）都可以在写字台上进行。

我们对心理练习和工作站均进行了定义，这些都可以在

1

专用的技能培训日或个人培训练习过程中使用。我建议实施训练的年轻医师找个训练伙伴，这样可能使训练更有趣、更高效和更便宜（因为可能需要购买一些仪器）。下面的每一章，我们都设定了训练目标、必要的器械和装置；通过照片和相关的视频，对任务的准备和操作进行详细的指导。

第1章

手术设计：想象的重要性

Planning a Procedure: The Importance
of Visualization

这是一种非常重要的实践-心智训练，也可以称为可视化训练。

本训练与临床脑肿瘤手术工作的相关度

- 这个练习与临床实际操作高度相关！
- 在这个练习中所描述的原则和发生的场景，每台真实的手术中都将会用得到。

一、目标

这里列出的训练目标是提高对手术过程的理解，而理解是操作的基本要素。

将手术过程想象出来。在脑海里构建出需要实施的手术详细过程，这对于学习手术技能非常有用（整个手术过程其实就是一种身体的运用）。

二、所需物品

纸和笔。

三、练习方法

开始阶段先选定一个简单的手术，一般选择你已经观摩过的或原则上有能力可以做的手术。在你的头脑中，要认真完成手术过程中每个细节的想象，包括手术台的准备。把这些尽可能精确地写出来。

四、运用范例

如果你要进行一台脑室切开术，即脑室外引流术，需要注意以下几点。

1.明确任务目标

—手术结束后，达到脑脊液引流通畅的目的。

—引流管头端位置要在脑室的中心，指向Monro孔方向。

2.检查手术室必需的手术设备

—是否需要超声？

—是否需要导航？

—如果护士熟悉这个手术，就跟护士一起检查这些手术设备。

3.想象手术时患者体位等情况

—是在患者左侧还是右侧进行穿刺？

—剃发的位置在哪里？范围有多大？

—钻孔的具体位置在哪里？

—皮肤的切口应在哪里？

—做直切口还是弧形切口？

—怎样进行剃发？

—如何铺巾？

—把刀放在皮肤上：你是否要一刀下去直接显露颅骨？

想象你要做的每一个细小的步骤，这样你才能清楚所有细节是否都领会到了。这些细节包括：

● 搞清楚那些还未解决的和（或）含糊不清的问题，如你计划使用超声，但不巧它正在被别人使用所以一时用不上怎么办？钻孔到底在左侧还是在右侧进行比较合适等。

● 一开始你可能感到局促不安，这是由于你的知识储备不足，如Kocher点的精确位置应该在哪里？引流管应该向哪个方向插入才恰当等。

如果你不知道这些问题的答案，不用担心。因为你还在培训的初始阶段，你可以去请教。然而如果真的要开始参加手术了，那时你还不知道钻孔的精确位置，还不清楚引流管该往什么方向插，这就是个大问题了。

● 如果你能把手术过程的画面（或称过电影）想象得清晰明白，那一旦真到了手术台上，就能快速、精确、有条不紊地安排好一切。

随着自身经验的增长，慢慢地就没必要在每台手术前都做专门的想象了。不过提醒你，千万不要过分自信，大的错误往往是那些对手术（手术前术者往往想当然地凭经验以为很简单）失去敬畏的医师犯下的。

参考文献

Brouziyne M, Molinaro C. Mental imagery combined with physical practice of approach shots for golf beginners. Percept Mot Skills, 2005, 101（1）:203–211.

第2章

开颅术训练

The Craniotomy

开颅术训练是一个非常实用、简单且有效的练习。

本训练与临床脑肿瘤手术工作的相关度

- 这个练习与临床实际操作高度相关！
- 这是脑肿瘤手术的"开场戏"。掌握开颅术对你融入手术团队和承担自身职责至关重要。

一、目标

本训练的目标是提高神经外科手术的基本实践技能。目前相关的开颅术指南所注明的原则都非常简单。但若你从来没有使用过此类器械，那么当你第一次在患者身上实施时，会有一种不舒服和不安全的感觉。如果正巧你在硬脑膜窦附近操作铣刀，再摊上一个耐心不足的监督老师，甚至在操作中给你时间上的压力，那么很可能你就会刺穿硬脑膜损伤患者大脑。因此，在术前最好先获得一些操作器械设备的感觉，从而获得初步的操作经验。

7

二、所需用品

需要一个椰子、自停钻、开颅器、Mayfield 头架、一个用于安装Mayfield头架的固定系统（如一块简单的木板）和一支笔，还有大量的冲洗液、铺巾和一个桶（可帮你省去很多清洁的工作），这个桶是用来收集冲洗液和椰子碎屑的。

当然，我们也知道，你没有那么容易就能得到开颅器和Mayfield头架。这就要看怎么发挥你的主观能动性了。毕竟你是经过高中考入医学院并加入了住院医师培训计划的高才生，可以想法子去跟你的主任和护士长谈谈，解释你打算做什么，尤其强调你决不会将危险的生物组织（如羊脑）用在训练中，那样做的话这台仪器就被污染了，不可能再还回手术室继续使用。

三、练习方法

在一个稳定的台面固定好Mayfield头架（图2-1）。把准备好的椰子放在头架上进行固定（图2-2）。安装开颅器或自停钻。然后在椰子上按计划好的开颅方式设计并画出开颅术的轮廓。

用开颅钻或磨钻打孔（图2-3A、B；视频1）。假定覆盖椰肉表面的褐色部分是硬脑膜，那么应该保留。感受一下开颅钻或磨钻的性能。按照预定的轮廓进行开颅术（视频2）。操作的关键是你能达到足够的灵活度，甚至可以用工具锯出更复杂的图形（图2-4A～C）。操作中要大量冲水，否则铣刀头会断裂。你也会因此理解为什么手术中的冷却那么重要，因为高度发热的金属与重要的大脑结构的距离非常接近。

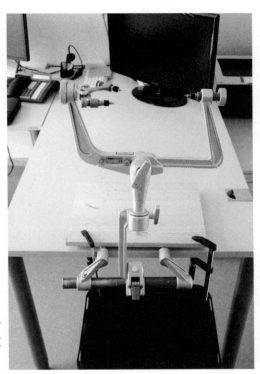

图2-1 用螺丝夹将Mayfield头架夹具固定在办公桌上

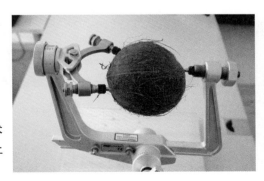

图2-2 把画好开颅术轮廓的椰子放在头架上并固定好

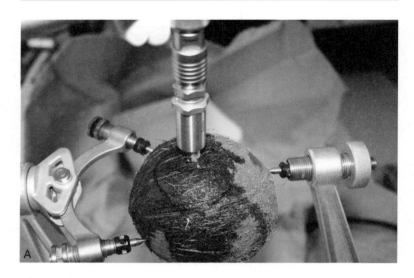

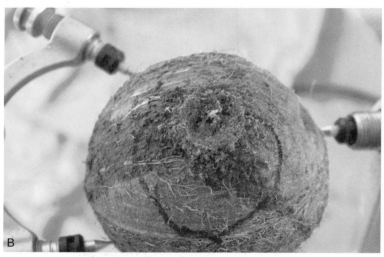

图2-3 完成钻孔练习。A.钻孔开始；B.钻孔完成

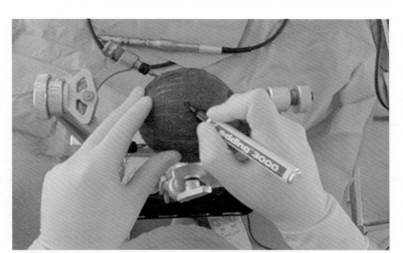

视频1 确定钻孔位置

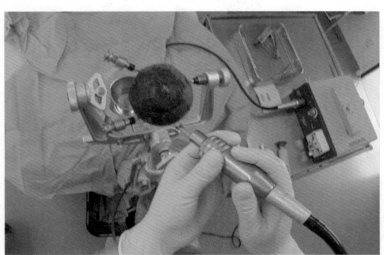

视频2 开颅术实践

　　椰子比人的颅骨更坚硬，所以开颅术的练习会非常困难。因此，如果"你能打开椰子，那么你开什么都不是问题"。当然，这不是100%的真实模型，但如果你通过练习开椰子已经建立了信心，那么在手术室里的第一次开颅术，你会更加自信。

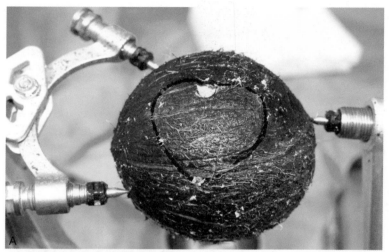

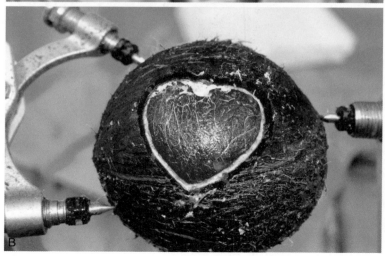

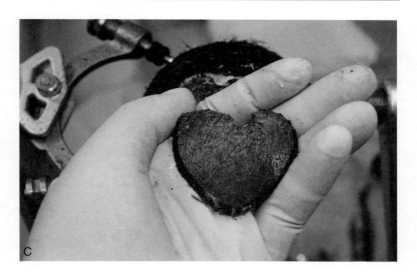

图2-4A～C　情人节时试试开一个"心形"图案（注意不要在患者身上进行）

推荐阅读

［1］General craniotomy techniques. In: Connolly ES, ed. Fundamentals of Operative Technique in Neurosurgery. New York: Thieme, 2002:196–202.

［2］Nader R, Costagliola C, Gragnaniello C. Convexity and Parasagittal Approaches. In Nader R, Gragnaniello C, Berta SC, Sabbagh AJ, Levy ML, eds. Neurosurgery Tricks of the Trade: Cranial. New York: Thieme, 2013:2–6.

［3］Procedures, interventions, operations: Specific craniotomies. In: Greenberg MS, ed. Handbook of Neurosurgery. New York: Thieme,2016: 1445–1471.

第3章

显微镜的使用

Working with the Microscope

本章将同时训练两种技能：显微镜的操作训练和双手协调能力的训练。这也是一个非常实用、简单而且有效的练习。

本训练与临床脑肿瘤手术工作的相关度

- 如果你需要使用显微镜手术，那么这个训练十分必要。尤其要处理位置较深的病变时，该训练将是必不可少的。

一、目标

本操作的目标是提高使用显微镜的操作技能并训练使用显微镜时手指和手精细动作的协调性。因为总有一天你会使用显微镜开始你自己的第一次颅内手术操作。如果你要开始手术了，马上面对的第一件事是离开助手的帮助而依靠显微镜，要是此时你还搞不清楚主镜的调焦和放大键，不能协调使用双极电凝和吸引器，那岂不是太尴尬了。因此，你应该做到以下几点。

● 非常熟悉显微镜的使用。其实显微镜是一个非常简单的器械，它的按钮还没有家里的遥控器按钮多。

● 就像你熟练使用刀、叉那样，熟悉左手（如吸引器的使用）和右手（如双极电凝、镊子等）之间的协调应用。

二、所需物品

需要准备一个甜椒、石膏、一把手术刀、双极电凝、活检钳和一台显微镜。

正如"第2章　开颅术训练"中所讲的，显微镜的使用要首先征得你所在医院相关人员的允许才可以使用。一般情况下你会得到允许的，但多半只能将显微镜搬到邻近手术室的办公室中去使用。如果显微镜不允许搬动，那么这个练习则完全可以在手术室内进行。

三、练习方法

为甜椒做一个稳定的石膏底座（我们的底座是创伤外科教研室友情提供的。见视频3，图3-1）。

在甜椒的顶部做一个大小2.5cm左右的小切口并移除这个切下的顶部。然后向切口的洞里看，看看你是否能够拿出甜椒底部的一粒种子，同时做到既不撑大洞的边缘，又不破坏目标种子上面和周围的其他种子；注意做这些的时候照明是否足够，要达到上述目标，需要用显微镜操作才能解决问题。所以，当你把显微镜移到训练地点后，您需要做的是如下几方面。

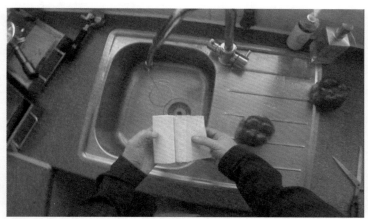

视频3　用石膏卷为甜椒做一个石膏底座

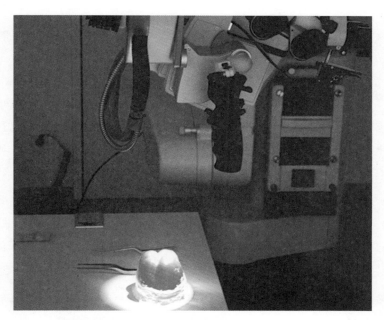

图3-1　用石膏卷为甜椒做一个稳定的基座

● 打开显微镜，熟悉制动、变焦和对焦的旋钮。检查眼的位置，确定自己的视力是否需要校正；调整显微镜以适应你的瞳距，通常的做法是通过双眼看目镜（打开光源，注意电源开关的位置），并调节旋钮直到目镜图像得到重合为止。

● 找到让显微镜对准术野的正确位置，在这个位置上检查显微镜能否全方位移动。

● 平衡显微镜。这个显然取决于你所使用的显微镜类型并通过练习熟悉这个过程。

● 强烈建议采取坐姿进行练习。准备一把椅子，什么椅子都可以，但最好是高度可调的。把椅子放好，将显微镜移动到位后坐下来，再把显微镜的中心调到甜椒的上方。

● 找到适合工作的位置，使之在观察相关目标结构时能够最大程度地使用变焦和对焦，即可获得最佳的工作距离。物镜镜头和目标结构表面之间的距离约是25cm，这个距离一般是固定的、不能更改（目前，由于光学成像技术的不断发展，一些手术用显微镜都能达到40cm以上——译者注）。

● 根据这个位置，您需要完全坐稳。找到一个非常舒适和放松的坐姿非常重要，错误和正确的坐姿见图3-2A、B。虽然每个人都很关心自己的健康，但这不是我们强调姿势舒适的理由。我们认为只有身体没有不必要的劳损，你才能保持最好的灵活性去做手术。

● 一切都调试好之后，开始探索假想病变的深度。把焦距从表面向下调到甜椒腔的底部，反复放大和缩小用以探明整个甜椒腔的深度（图3-3）。为此你可能需要移动显微镜，通过这个练习你会理解所谓"倒金字塔"的原理（图3-4，视频4）。

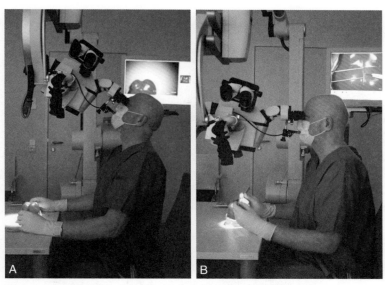

图3-2　坐姿的选择。不正确（A）和正确（B）的放松坐姿

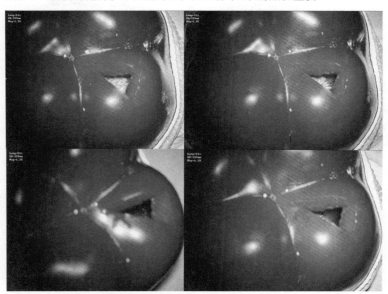

图3-3　通过移动显微镜探明病变部位的深度

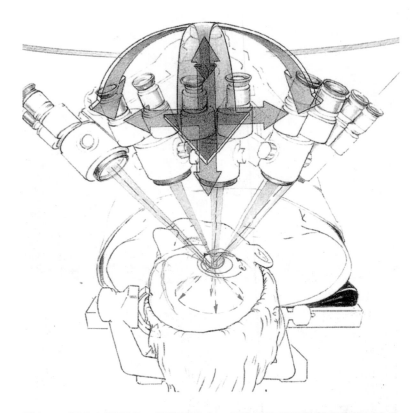

图3-4　倒金字塔原理。尽管开口小，但熟练使用显微镜可获得宽广的视野（经Yasargil　M.授权使用，选自《显微外科学：神经外科应用》，New York, NY：Thieme；2006.）

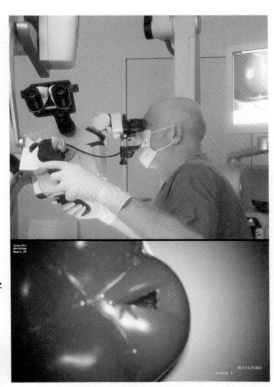

 视频4　倒金字
塔原理

　　下面你可以准备开始手术了。左手拿双极电凝，右手持
镊子，开始训练向外拿出甜椒底部的种子。熟悉这一操作过
程后，可以逐渐增加难度：如拿出一粒种子，要求既不碰表
面，也不碰到其他的种子等（图3-5，视频5）。你可能发现自
己的手经常会遮挡你的视野（图3-6），应尽量避免这种情况
出现。必须记住此时你手上的锐性器械尖端已深入到大脑的
内部——所以要将一切绝对控制在视野范围内。

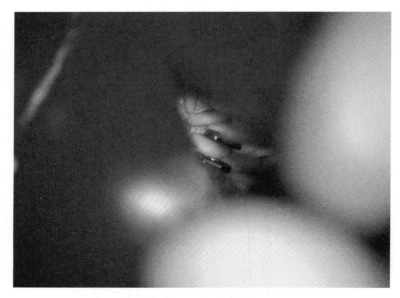

图3–5　选择一粒种子并试图准确地夹住它

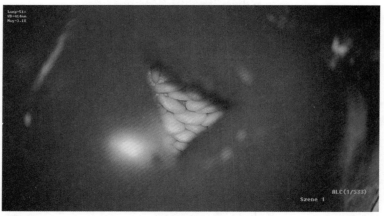

 视频5　取出种子的训练

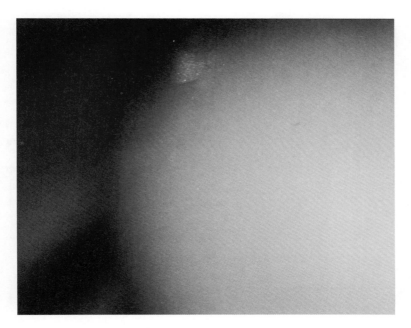

图3-6　避免自己的手遮挡视野

推荐阅读

Levy ML, Berta S. General and advanced cranial approaches: 5-Interhemispheric transcallosal transchoroidal approach to the third ventricle. In Nader R, Gragnaniello C, Berta SC, Sabbagh AJ, Levy ML, eds. Neurosurgery Tricks of the Trade: Cranial. New York: Thieme, 2013:19–22.

第4章

切除脑回训练：软脑膜下切除原则

Removing a Gyrus:
The Principle of Subpial Resection

这一部分的练习将指导你处理结构很复杂的组织。当然，如果在早期的训练中你已经理解了这种技术的应用原则，那么在只能做助手的第一年里，这项训练将会使你更好地理解相关的手术技巧。这项训练将指导你如何切除脑回，这在切除浸润性肿瘤的过程中是非常重要的一项技术，同时你将学习到一些重要的解剖学知识。

本训练与临床脑肿瘤手术工作的相关度

● 对这种切除技术的了解对于完成高水平的脑肿瘤切除手术具有重要的实践意义。

一、目标

本训练的目标是让你对脑组织的切除原则有一个基本的了解。

可以想象一下这样的场景：你计划要切除的是低级别神经胶质瘤，其大部分肿瘤（根据磁共振成像）位于脑回表面（图4-1）。由于肿瘤的生物学特性，你需要假设这里大部分的脑回已经被肿瘤细胞浸润了，通过神经电生理监测，这些脑回的功能也已测试过。根据你的发现，应该是可以把被肿瘤浸润的脑回切除的。手术中你的任务是切除这部分损坏的脑回而不能损伤邻近的脑回，不巧的是你的手术已经到了运动功能区，请通过研究相关的资料图解回顾和理解这种情况下所涉及的解剖（图4-2）。注意覆盖着大脑表面的软脑膜层，你要使用显微剪刀或小刀切开它才能经过它到达要切除的脑回。软脑膜层是为下面的组织提供保护的结构，也保护着走行在脑沟和邻近脑组织中的血管（图4-2）。如果此时你能成功切除脑组织而没有使软脑膜破坏，这些不需要切除的结构就是相对安全的。这种手术技术我们称为软脑膜下切除。除了安全问题外，这种技术还意味着软脑膜覆盖范围内的肿瘤被完全生物学切除了（没有脑组织，没有肿瘤）。但需注意，一旦你进入脑回底部的白质，情况就大相径庭了，因为你可能接近功能性纤维束，这种情况下你不得不改变切除技术。现在我们要专注学习的就是软脑膜下切除术。

正如你能够推论的那样，您需要一种类似大脑结构或组织的标本拿来进行训练。这种组织必须是新鲜的且原则上与人脑有基本相同的解剖特征。得到这种组织困难吗？其实一点问题也没有。至少在德国、法国和西班牙，羊脑经常用于烹饪并可以在超市买得到，在德国或土耳其甚至在杂货店也可以买得到。最值得庆幸的是羊脑还很便宜。一个羊脑不超过2欧元。如果实在没法得到羊脑，还可以去当地的屠宰场，

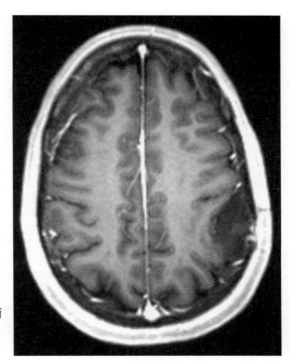

图4-1 脑回表面的低级别胶质瘤，局限于脑回内

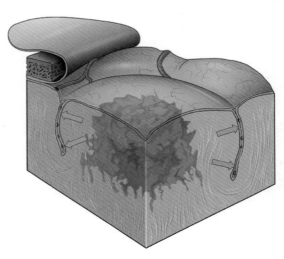

图4-2 浸润性脑瘤。注意软脑膜对病变浸润的限制

那儿有猪脑或牛脑出售（约3欧元）。

但是，这种材料一个显著的缺点就是绝对不允许你使用手术室的器械来练习！因此，你必须得有一套单独属于自己使用的器械。互联网上可以找到所需要的典型器械的图片，你可以轻松地购买，总共的花费不到200欧元。要知道前面我们提到过，医院可能能够提供淘汰的器械供你训练使用，这样当然好。然而因为切除脑组织用吸引器可能更好，所以你还得尝试装一台吸引设备。如果这些练习不能在手术室进行，还得使用电动吸引器。如果医院不能为你配备电动负压泵，那么就得全靠你自己想办法解决问题了。我曾经成功地将水族馆用的泵改造成负压泵，如果你经济富裕，可以在互联网上买到医用电动吸引器（约240欧元）（可集资购买或向医院借用——译者建议）。如果你想尽办法也没能用上吸引器也不要紧，下面这个训练的目的就是帮助你理解软脑膜下切除的原则。

二、所需物品

新鲜羊脑、11号手术刀、显微剥离子、显微拉钩、显微镜、电动吸引器、显微镊子（图4-3）。

这个练习不能在手术室进行，所以你要另外找到一个合适的房间，一般的办公室都可以。

三、练习方法

这种训练有两种方式，即使用显微镜练习或眼观练习。如果你已经可以熟练使用显微镜，那么应该尝试在眼观下训练。这堂训练课很有价值，会让你意识到切除浅表病变时显微镜不是必需品。但显微镜的应用改善了大体上的解剖所见，同时你的操作技巧会因此提高，所以大多数人如果用显微镜练习也还是会从中受益的。

这里所提到的内容包括"第3章　显微镜的使用"中所强调的所有特点。先把动物的大脑放在一个合适的工作台上。

● 打开显微镜，记住并应用在"第3章　显微镜的使用"中所学到的技能。

● 选择好你想切除的脑回。你的任务是完整切除目标脑回并完整保存相邻脑回。还包括保护相关的软脑膜表面！

● 用刀切开软脑膜进入"选购好的脑回"（图4-3）。

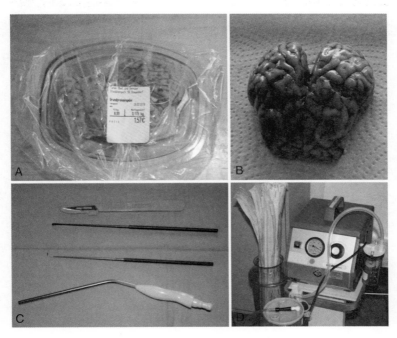

图4-3　羊脑很便宜，必需的器械就那么几件，最重要的是要有一套吸引器设备

练习A （视频6）

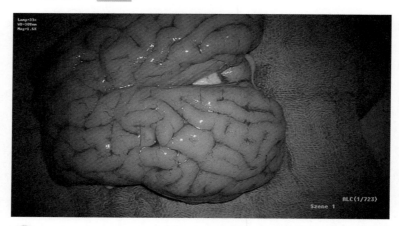

⏸ 视频6　打开脑回，分开软脑膜后牵开皮质，切除脑组织直到下一个软脑膜的边缘

- 使用剥离子从软脑膜上游离下皮质（图4-4）。
- 始胎保持在软脑膜下方操作（图4-5）。
- 用取瘤镊取走需切除的组织（图4-6）。
- 尝试在组织中识别脑沟的解剖：确认哪儿是软脑膜？哪儿是相邻的脑回？
- 检查是否损伤相邻的脑回了。
- 确定目标脑回是否已完全切除。
- 评估手术的损伤。

你能体会到需要对相邻的脑回施加一定的力，然后就能用少许力把组织取出。还有更好的技巧。

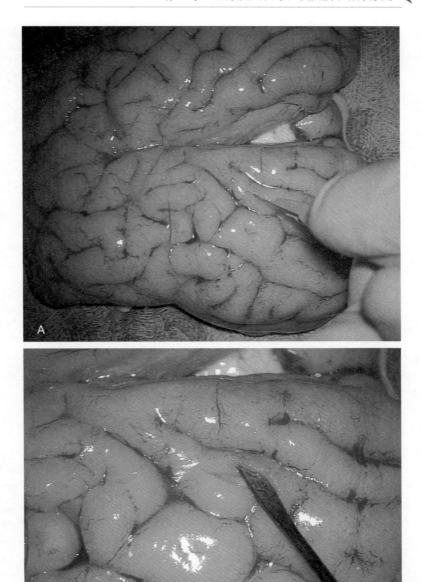

图4-4 从软脑膜上分开皮质（A.使用剥离子；B.皮质被分开）

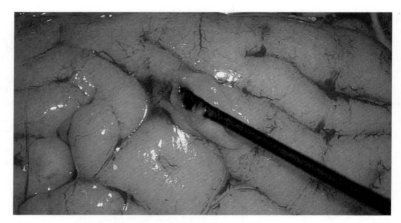

图4-5　始终保持在软脑膜下方操作

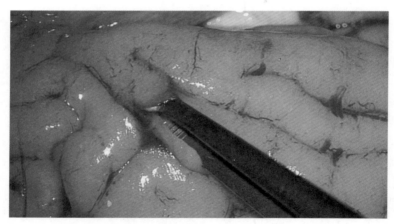

图4-6　用取瘤镊取走需切除的组织

练习B（视频6）

● 利用双极的张、合动作分离组织。

● 然后用吸引器吸除游离的组织（图4-7）。

● 切除相邻、未被游离的需要切除的组织。

● 用不同的吸力操作练习。

● 评估手术的损伤。

● 你需要看到未损伤的"下一个"脑回。这才是训练的终点（图4-8）。

　　这里最重要的训练是你要找到各种切除技术的不同感觉。为提高训练的积极性，你可以想象联系对象是一个清醒的患者，对相邻脑回的每个操作都会引起患者短暂的语言障碍。

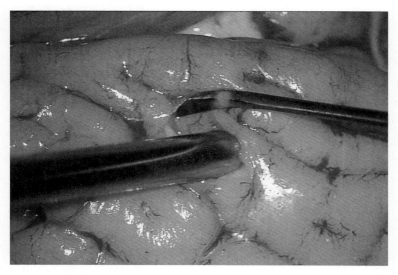

图4-7　用吸引器吸除游离的组织

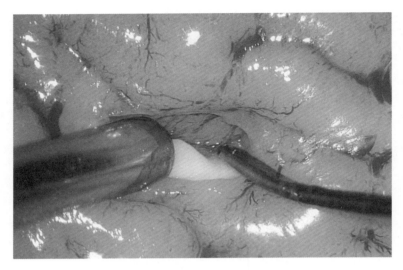

图4-8 最后检查邻近的脑回是否受损，这也意味着该练习可以结束了

参考文献

［1］Duffau H. Resecting diffuse low-grade gliomas to the boundaries of brain functions: a new concept in surgical neuro-oncology. J Neurosurg Sci, 2015, 59（4）:361-371.

［2］Duffau H. A new concept of diffuse （low-grade） glioma surgery. Adv Tech Stand Neurosurg, 2012, 38:3-27.

［3］Gil-Robles S, Duffau H. Surgical management of World Health Organization Grade Ⅱ gliomas in eloquent areas: the necessity of preserving a margin around functional structures. Neurosurg Focus, 2010, 28（2）: E8.

推荐阅读

Duffau H, ed. New insights into the therapeutic strategies for DLGG: Surgery for diffuse low-grade gliomas. In: Diffuse Low-Grade Gliomas in Adults. New York: Springer, 2013:359–374.

第5章

切除人造脑肿瘤训练

Removing an Artificial Brain Tumor

这里介绍的内容基本是"第4章 切除脑回训练：软脑膜下切除原则"的延伸性训练。熟练掌握切除正常脑组织的技术固然重要，但在脑肿瘤手术中它却不是真正的关键点。现在开始，下面的训练将教会你如何切除不同硬度的组织（我们此处做的训练是切除较硬的组织），并让你第一次体验荧光引导手术的经验。

本训练与临床脑肿瘤手术工作的相关度

- 如果你将要从事脑肿瘤专业的工作，这一训练对你的临床工作很有价值，因为它能提高你处理病变组织的灵巧性和熟练度。

一、目标

本训练的目标是提高你切除病变组织的灵巧性。

在这一训练中，我们在"第4章 切除脑回训练：软脑膜下切除原则"的基础上稍微增加了一些难度，让你来练习切除脑肿瘤。事实上这个脑肿瘤并不是一个真正意义上的脑肿瘤，而是一块琼脂。关键是用以前练习过的轻柔的组织吸引及相关操作不能奏效，这时需要你加大操作所用的力度才行。另外，必须继续遵循"第4章 切除脑回训练：软脑膜下切除原则"中介绍的规则，因为你的操作现在非常靠近重要的、大量的功能组织。

二、所需物品

除了"第4章切除脑回训练：软脑膜下切除原则"中使用的物品外，还要加上琼脂、沸水、粉红色标记笔和大孔径针头及注射器（图5-1），还有超声仪（如果有）和配有蓝光的显微镜。

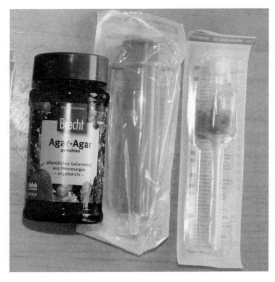

图5-1　除了"第4章　切除脑回训练：软脑膜下切除原则"中使用的物品外，还需要一支粉红色标记笔、大孔径针头和注射器

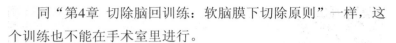

同"第4章 切除脑回训练：软脑膜下切除原则"一样，这个训练也不能在手术室里进行。

这一次的训练，你先要准备好动物脑。训练中需要它不到5min，所以你可以在开始练习之前做好相关的事情。

三、练习方法

脑肿瘤的制备：你可以在训练当天之前做好，也就是说可以在家里完成（视频7）。首先在平底锅内，用50ml温水溶解两汤匙琼脂；煮沸后让溶液自然冷却。滴入几滴荧光笔的墨水，搅匀并抽入注射器内。然后你得加速了，因为溶液可能在几分钟内变硬。马上用大口径针头小心地向脑组织内注入2～3ml琼脂溶液，应采用垂直于皮质表面的注射方法，否则琼脂可能被注入脑室内（图5-2，视频7）。

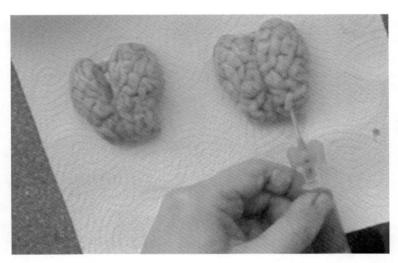

图5-2 用大口径针头小心地向脑组织内注入2～3ml琼脂溶液，采取垂直注射的方法，否则琼脂可能注入脑室内

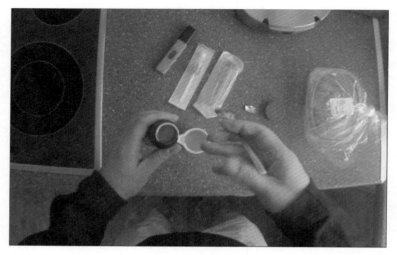

视频7　人造脑肿瘤的准备

　　通过改变溶液内所含琼脂的浓度，你会得到不同硬度和色彩的人造脑肿瘤。

　　本部分所介绍的内容在"第3章 显微镜的使用""第4章 切除脑回训练：软脑膜下切除原则"都有叙述。

　　把动物脑固定在一个合适的工作面上。

　　● 你还记得注射制造肿瘤的地方吗？有的时候通过表面也许就能看到这个人造脑肿瘤。

　　● 如果可以做到的话，可以试着用超声仪确认肿瘤的位置（图5-3，视频8）。我们认为术中使用超声仪是一项非常有用的技术，但切记超声的探头要包裹好才行。

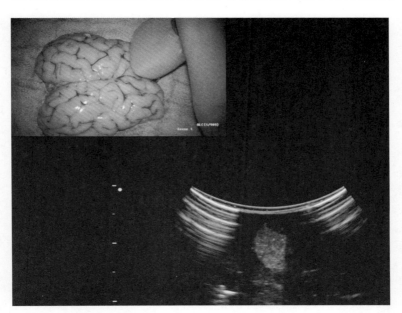

图5–3　用超声仪确认肿瘤

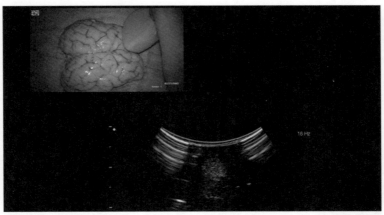

视频8　用超声仪确认肿瘤

● 打开显微镜看到要处理的组织，打开蓝光光源，检查荧光（图5-4A、B）。记住并应用"第3章 显微镜的使用""第4章 切除脑回训练：软脑膜下切除原则"中所学到的知识。

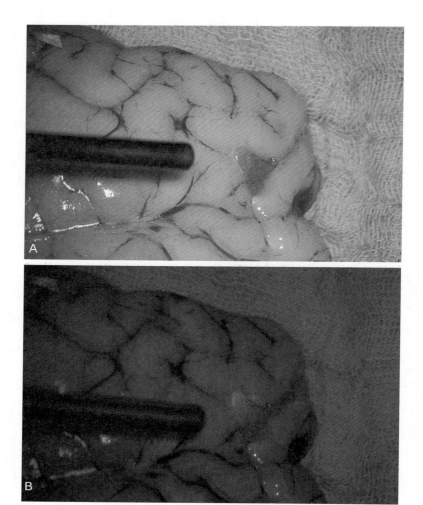

图5-4 打开蓝光检查荧光。A.打开蓝光光源前；B. 打开蓝光光源后

● 打开怀疑肿瘤所在的脑回。你的训练任务同"第4章 切除脑回训练：软脑膜下切除原则"的训练内容一致，就是完全切除肿瘤并保护好相邻的脑回（见图4-8）。

● 用剥离子（图5-5）或拉钩操作，试着游离肿瘤。使用吸引器和拉钩或剥离子进行人工操作训练（图5-6，视频9）。

● 如果你已切除大部分肿瘤，检查残留着的荧光物质（图5-7）。

在这个训练中你所要做的最重要的事情就是找到切除各种硬度肿瘤时的不同感觉。为提高训练的积极性，你可以想象这只羊脑（上升到）是一个清醒的患者，对相邻脑回的所有操作都会引起患者短暂的语言障碍。

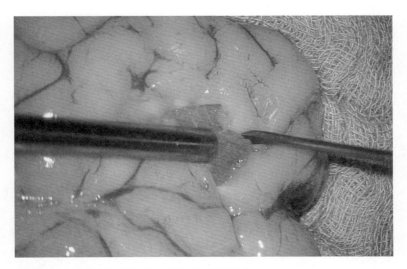

图5-5 用剥离子或拉钩练习肿瘤的游离技术

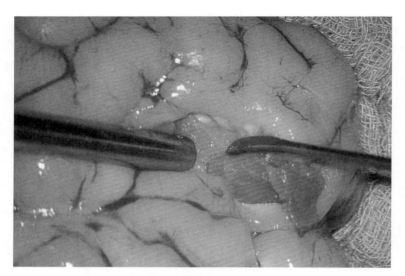

图5-6　用吸引器和拉钩或剥离子操作

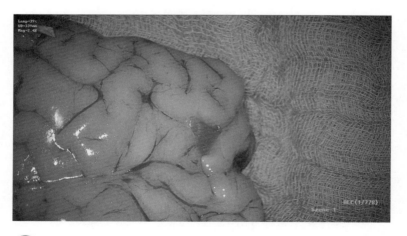

视频9　切除肿瘤训练

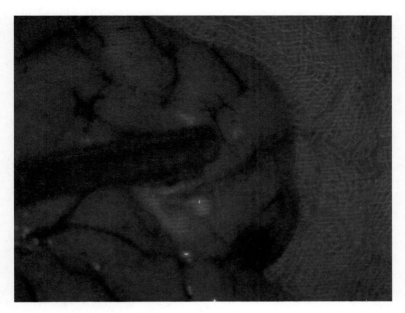

图5-7 检查是否有残留的荧光物质

参考文献

Kamp MA, Knipps J, Steiger HJ, et al. Training for brain tumour resection: a realistic model with easy accessibility. Acta Neurochir （Wien）, 2015, 157 （11）:1975–1981, discussion 1981.

推荐阅读

［1］Duffau H, ed. Part VI 23 Surgery for Diffuse Low-Grade Gliomas. In: Diffuse Low-Grade Gliomas in Adults. New York: Springer.

［2］Gil-Robles S, Duffau H. Surgical management of World Health Organization Grade II gliomas in eloquent areas: the necessity of preserving a margin around functional structures. Neurosurg Focus,

2010, 28（2）:E8.

[3] Hassaneen W, Sawaya R. General and advanced cranial approaches: 16-Glioma resection. In Nader R, Gragnaniello C, Berta SC, Sabbagh AJ, Levy ML, eds. Neurosurgery Tricks of the Trade: Cranial. New York: Thieme, 2013.

第6章

显微血管外科训练：
鸡翅模型上的血管缝合

Microsurgical Training:
The Chicken Wing Model

这一部分将训练你手指的精细动作。在前面的叙述中，我们的关注点放在制订手术前计划、动作的协调性训练、较大幅度动作的技能化训练。但通过这次练习，能让你逐步接触精细的脑肿瘤显微手术，同时克服在手术中自己的手不由自主发抖的现象。显然，显微外科常常被人们神秘化，认为那是一些精英人才才能干得了的领域，需要特别的天赋。当然，我不排斥周围的确有一些天赋异禀的人，但我坚信，只要好学、持之以恒、接受良好的教学训练，其实我们几乎每个人都能做这种最复杂的显微外科手术，能缝合直径＜1mm的血管来证明你自己。所谓没有显微血管的实验室、没有可供练习的动物房、没有一流的手术器械，那都不是不会做的理由。

本训练与临床脑肿瘤手术工作的相关度

● 缝合小血管同你的日常工作的关联度其实不大。但通过用这个模型的训练后对你掌握技术的自信心大有裨益。如果你质疑自己的基本技能（这可能会发生），那成功吻合血管的这种训练将会增强你的信心。此外，也许你还会痴迷上这种手术，甚至使你对脑血管旁路移植术产生浓厚的兴趣。

一、目标

这个练习的目标是训练你手指的精细运动，让你有信心完成显微手术，并测试和训练你的耐心。

二、所需物品

你需要鸡翅（最好是整个鸡翅）、5号Dumont无齿皮镊、10.5cm组织剪或11号手术刀、显微剪、6-0～9-0缝合线、显微持针器（图6-1）。这些器械如果医院不能提供，你可以在互联网上较为容易地买到（总费用约200欧元）。同其他有关训练一样，还需要显微镜。

这个练习可在手术室或在任何配备有显微镜的办公室进行。

三、练习方法

视频10

● **步骤1**　可以把工作台安放在手术室或任何一个可以摆放显微镜的办公室或房间里。很重要的是需要可调节高度的桌子

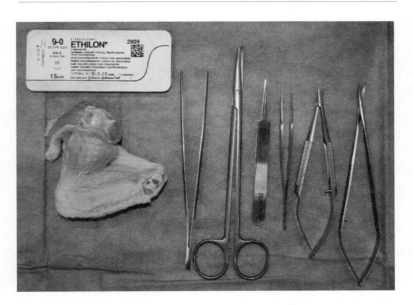

图6-1　鸡翅、5号Dumont无齿皮镊、10.5cm组织剪或11号手术刀、显微镊子和显微剪、6-0～9-0缝合线、显微持针器

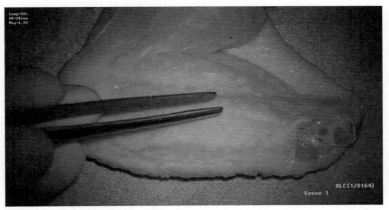

　视频10　用9-0缝线在鸡翅模型上打一个结

和椅子各一张。桌子必须细心挑选，要求台面足够稳定，并有足够的空间让手和前臂摆放舒适。

● **步骤2** 调整桌子和椅子的高度，使自己的坐姿尽量放松，尤其是前臂和腕部的姿势要舒适（图6-2）。

● **步骤3** 把鸡翅放在一个合适的操作平面上。我们建议使用一块垫板，这样变换手术野比较容易。但注意要确保这块板足够大，可以放下前臂，特别是手腕部。

一般肱动脉走行在可触及的肌群之间。在假定血管走行的方向上用组织剪切开皮肤（图6-3A、B）并施行肌群的钝性分离。在肌群沟的底部就可以见到血管束。

● **步骤4** 神经血管结构的走行应位于由结缔组织纤维相互连接的筋膜下方。找到该结构后，开始分离血管结构。

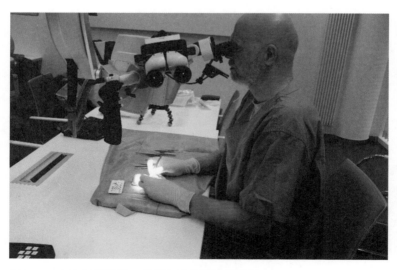

图6-2　坐姿尽量放松，前臂和腕部的姿势要舒适

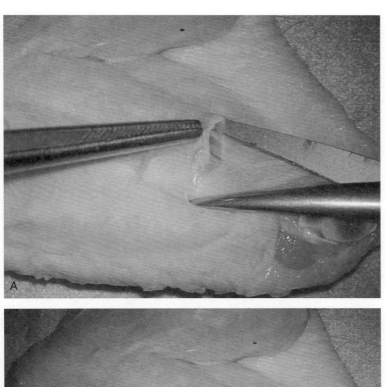

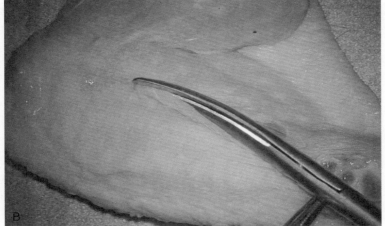

图6-3A、B 肱动脉应走行于可摸到的肌肉块之间。用组织剪将皮肤剪开

首先在显微镜下打开筋膜显露出血管，然后开始分离这一血管结构。用显微镊子提起相连的组织，再用显微剪剪开，打开一个小口（图6-4）。

● **步骤5** 插入剪刀叶片到切开的术口内，平行血管走向切开组织。

在侧方沿血管的纵向方向间断地用显微镊子或显微剪进行张开和闭合的分离，使动脉和静脉完全分开（图6-5）。

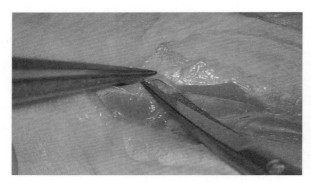

图6-4　用显微镊子提起相连的组织，再用显微剪剪开，打开一个小口

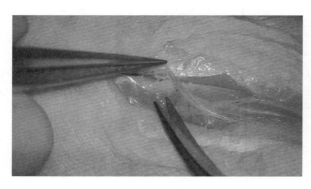

图6-5　在侧方沿血管的纵向方向间断地用显微镊子或显微剪进行张开和闭合的分离，使动脉和静脉完全分开

● **步骤6**　继续分离，直到动脉完全从周围组织中被分出来，长度至少5mm。然后在血管下方垫入一薄片（如一片橡胶手套），创建一个工作平面（图6-6A、B）。

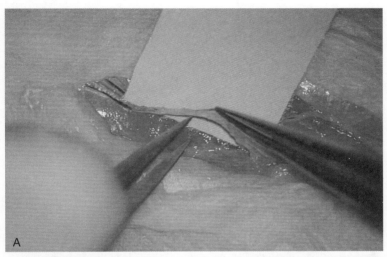

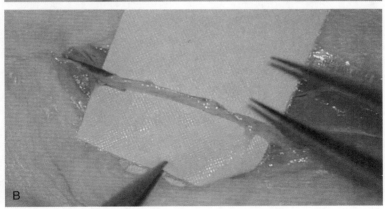

图6-6A、B　血管下方垫入一薄片（如一片橡胶手套），创建一个工作平面

● 步骤7　从动脉上分离残余的血管外膜（图6-7）。

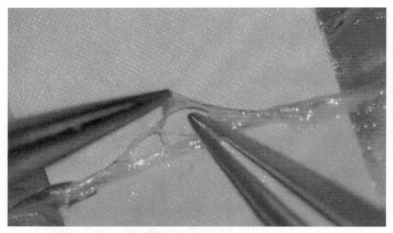

图6-7　从动脉上分离残余的血管外膜

● 步骤8　准备缝合。

开始用9-0缝合线。显微镜下面放一块聚苯乙烯。用持针器取针，把针放在你的视野内，摆在靠近准备手术缝合的位置处（图6-8A、B）。

● 步骤9　用显微剪垂直于血管一刀剪断（图6-9）。

● 步骤10　将鸡翅呈合适的角度摆放，让血管从你的右上到左下的视野中走行（呈对角线）。用显微镊子夹持血管外膜，在你的优势侧进针。在边距约等于血管直径的距离处垂直进针，缓慢推进（图6-10），直到可以用5号Dumont无齿皮镊抓住针尖。

● 步骤11　当针完全穿过血管后，再用持针器持针，用显微镊子提起血管的另一残端，再从血管腔内进针，边距同样是约等于血管直径（图6-11）。

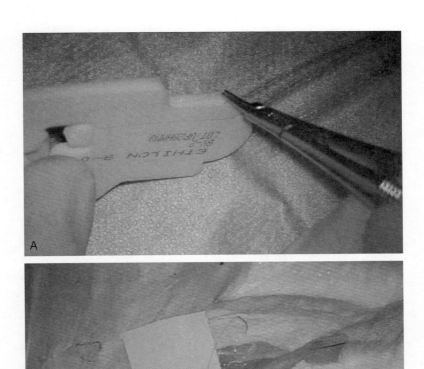

图6-8A、B　把缝针放入视野，摆在靠近手术操作的位置处

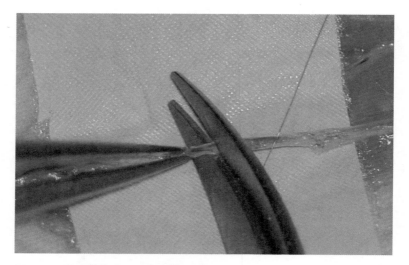

图6-9　用显微剪一刀垂直剪断血管

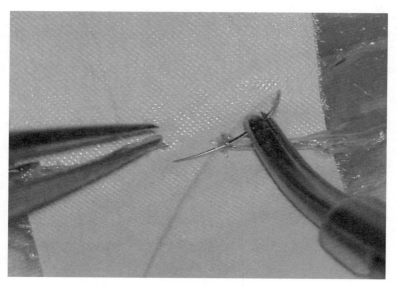

图6-10　在边距约等于血管直径的距离处垂直进针，缓慢推进

56

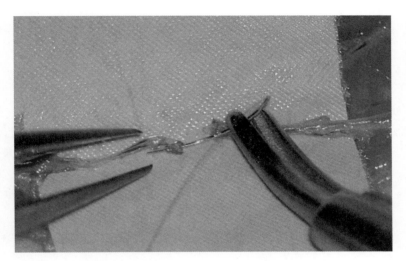

图6-11 在管腔内进针，缝合的边距同样是约等于血管直径

● **步骤12** 接着往外抽拉缝线，镊尖在血管上稍用力对抗。这样可以预防血管撕裂或扭转（图6-12）。

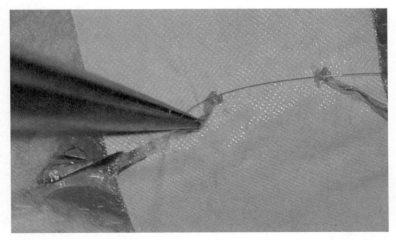

图6-12 镊尖在血管上稍用力对抗，这样可以预防血管的撕裂或扭转

● **步骤13** 抽拉缝线直到末端剩下约3倍血管腔直径的长度。这是打第一个结时理想的余线长度，便于打结时的抓持。收拢缝线（图6–13）。

● **步骤14** 第一个结打两圈的反手结（图6–14）。轻柔地

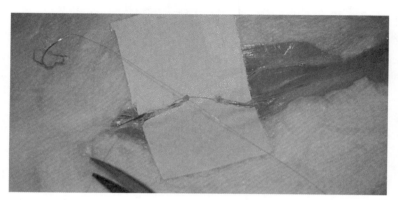

图6–13 **收拢缝线**

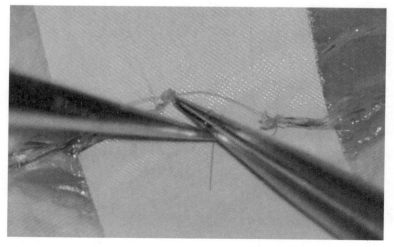

图6–14 **第一个结打两圈的反手结**

拉近残端，注意应该"适宜，但不绞窄"（图6-15）。再打
一个反结。剪断缝线。第一针就这样缝好了！开始结果不一
定完美，没关系。最后还要检查一下刚刚操作的组织是否存
在扭曲（图6-16）。

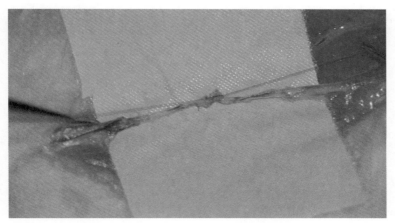

图6-15　轻柔地拉近残端，注意"适宜，但不绞窄"

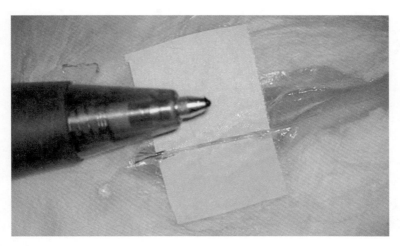

图6-16　检查刚刚操作过组织的尺寸

参考文献

Hino A. Training in microvascular surgery using a chicken wing artery. Neurosurgery, 2003, 52（6）:1495-1497, discussion 1497-1498.

推荐阅读

Yasargil MG, ed. Microneurosurgery. [Revised Edition] Stuttgart, Germany: Thieme; 1996. Microneurosurgery of CNS Tumors; vol. IVb

参考书目

Bibliography

［1］Connolly P. Fundamentals of Operative Technique in Neurosurgery. New York, NY: Thieme Medical Publishers, 2002.

［2］Duffau H. Diffuse Low-Grade Gliomas in Adults. New York, NY: Springer, 2013.

［3］Greenberg MS. Handbook of Neurosurgery. New York, NY: Thieme Medical Publishers, 2016.

［4］Nader R, Gragnaniello C, Berta SC, Sabbagh AJ, Levy ML. Neurosurgery Tricks of the Trade: Cranial. New York: Thieme, 2013.

［5］Yasargil MG, ed. Microneurosurgery. [Revised Edition] Stuttgart, Germany: Thieme; 1996. Microneurosurgery of CNS Tumors; vol. IVb.